ÉTUDE

SUR LE

DOSAGE DE L'URÉE

PAR LE

Docteur R. HUGUET

Professeur de Chimie à l'École préparatoire de Médecine et de Pharmacie
Pharmacien en chef des Hospices
Etc.

CLERMONT-FERRAND

TYPOGRAPHIE ET LITHOGRAPHIE G. MONT-LOUIS

2, Rue Barbançon, 2

1891

ÉTUDE

SUR LE

DOSAGE DE L'URÉE

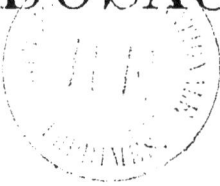

PAR LE

Docteur R. HUGUET

Professeur de Chimie à l'École préparatoire de Médecine et de Pharmacie
Pharmacien en chef des Hospices
Etc.

CLERMONT-FERRAND

TYPOGRAPHIE ET LITHOGRAPHIE G. MONT-LOUIS

2, Rue Barbançon, 2

1891

ÉTUDE

SUR

LE DOSAGE DE L'URÉE

INTRODUCTION.

Les aliments introduits dans le tube digestif sont soumis à l'action d'une série de produits de sécrétion qui réagissent sur eux et les rendent partiellement absorbables ; le résidu est rejeté hors de l'économie et constitue les fèces.

La partie absorbée subit diverses transformations : une part semble brûlée immédiatement ; l'autre est au contraire assimilée, ou bien elle sert à la formation de nouveaux tissus, ou bien encore elle constitue une réserve pour l'avenir : matériaux brûlés, tissus qui se renouvellent et se consument, provisions utilisées, toutes ces substances fournissent par leur combustion des résidus qui doivent être rejetés hors de l'économie ; les trois cheminées d'évacuation, les trois émonctoires principaux sont : les poumons, la peau et les reins.

Le poumon élimine surtout les produits gazeux et volatils (un homme adulte élimine en moyenne, par vingt-quatre heures, 850 grammes d'acide carbonique et 1 kilog. de vapeur d'eau).

La peau laisse principalement dégager de la vapeur d'eau ; toutefois, la sueur contient du chlorure de sodium, de l'urée, quelquefois de l'acide urique et même du sucre chez les diabétiques.

A l'état normal, les deux tiers de l'azote *introduit dans le tube digestif* s'éliminent par les urines ; mais comme ici nous ne nous occupons que de l'azote *introduit dans le torrent circulatoire,* on voit que l'étude des urines est capitale au point de vue de la transformation des substances quaternaires.

Cet azote urinaire est rejeté sous quatre formes principales :

Urée ;

Acide urique ;

Ptomaïnes et leucomaïnes ;

Substances azotées non comprises dans les trois groupes précédents.

L'étude des ptomaïnes et des leucomaïnes a déjà produit une ample moisson de faits nouveaux et des plus intéressants, qui ont jeté un vif jour sur la pathogénie d'un grand nombre d'affections ; mais; au point de vue spécial qui nous occupe, la quantité d'azote que représentent ces substances est tellement faible que nous pouvons parfaitement n'en tenir aucun compte.

Les corps azotés du quatrième groupe sont surtout formés par les substances suivantes :

	Quantités émises normalement en 24 heures, pour le poids moyen de 64 kilogr. corporel net (1).
Sulfo-urée..................	2.888
Créatinine.................	1.280
Xantine...................	0.015
Acide oxalurique...........	0.015
Acide sulfocyanique........	0.015
Allantoïne.................	0.015
Acide hippurique...........	1.280
Mucine...	0.150
Urobiline..................	0.640
Uroérythrine..............	0.384
Acide glutamique..........	1.280
Acide urique...............	0.640

(1) Gautrelet, *Urines*, p. 97.

et d'autres encore dont la présence a été signalée à l'état de traces, telles que : Xanthocréatinine, Crusocréatinine, Amphicréatinine, Hypoxanthine, Acide indoxysulfurique, Oxynévrine, Acide aspartique, Diastase, Pepsine, Pancréatine.

Jusqu'ici, l'importance médicale de ces différents corps n'a guère été étudiée : on s'est un peu occupé de la présence de la créatinine ; mais en fait, tout ce qu'il est intéressant de connaître en ce moment, c'est la proportion qui existe entre l'azote urinaire total et l'azote qui est à l'état d'urée entre l'azote qui est complètement brûlé, complètement utilisé, et celui qui ne l'est que d'une manière incomplète.

Cependant il faut faire exception pour l'acide urique, dont l'étude est assurément encore bien incomplète, mais toutefois plus avancée.

En somme, un travail complet sur les substances azotées de l'urine doit comprendre les études suivantes :

Dosage de l'urée ;

Dosage de l'acide urique ;

Dosage de l'azote total ;

Etude du rapport de l'azote de l'urée à l'azote total ;

Etude du rapport de l'acide urique à l'urée.

Dans le présent travail, nous n'avons pas la prétention de traiter toutes ces questions ; il nous suffira d'étudier le dosage de l'urée.

Dans un premier chapitre nous passerons en revue les procédés déjà connus de dosage de ce corps, et nous espérons démontrer que s'ils sont exacts, ils ne sont pas cliniques, et que s'ils sont cliniques, ils manquent de précision.

Le deuxième chapitre sera consacré à exposer nos recherches personnelles.

CHAPITRE PREMIER.

DOSAGE DE L'URÉE.

Les différents procédés de dosage de l'urée peuvent être classés de la manière suivante :

1. Dosage à l'état de pureté ou à l'état salin.
2. Transformation de l'urée en carbonate d'ammoniaque.
3. Précipitation de l'urée en une combinaison insoluble.
4. Décomposition de l'urée en ses éléments.

Nous n'avons pas l'intention de reprendre tout l'historique de ce sujet : pour tous les travaux qui ont paru avant 1872, nous renvoyons à la thèse si complète et si bien faite de M. BOYMOND.

1. *Dosage de l'urée à l'état de pureté ou à l'état salin.*

Tous les procédés basés sur ce principe laissent beaucoup à désirer, parce qu'ils sont toujours inexacts, à cause de la solubilité de l'urée et de ses sels et à cause des transformations qu'ils subissent sous l'influence de la chaleur et des réactifs.

A ces procédés se rattachent les noms de FOURCROY et VAUQUELIN (Urée), VAUQUELIN (Azotate d'urée), HENRY (2 procédés), LECANU (2 procédés), CHALVET (Azotate d'urée), BERZELIUS (Oxalate d'urée), BETZ (Tartrate d'urée), etc.

2. *Transformation de l'urée en carbonate d'ammoniaque.*

Cette transformation peut être effectuée sous l'influence de plusieurs réactifs :

Chaleur (BUNSEN, BOUCHARDAT, HUGOUNENQ, CAZE-
NEUVE et HUGOUNENQ);

Chaleur et acide sulfurique (HEINTZ et RAGSKY, POG-
GIALE);

Ferments (MUSCULUS, MIQUEL).

Procédé Bunsen. — L'urine est préalablement déféquée avec une solution ammoniacale de chlorure de baryum; puis on en chauffe 25 ou 30^{cc}, avec du chlorure de
baryum solide, dans un tube scellé à la lampe, pendant
3 ou 4 heures; après refroidissement, on recueille et on
pèse le carbonate de baryte formé.

Ce procédé est entaché de plusieurs causes d'erreur :

1° La créatine est décomposée ;

2° Le carbonate de baryte n'est pas complètement insoluble dans les conditions de l'expérience.

Procédé Bouchardat. — On prend le titre alcalimétrique de l'urine ; on en chauffe, en vase clos, une certaine quantité avec une solution titrée de potasse et on
prend le nouveau titre alcalimétrique.

Procédé Hugounenq. — En 1883, HUGOUNENQ reprit
l'étude du procédé BOUCHARDAT et constata que la glucose,
la magnésie, l'albumine et la matière colorante de l'urine
troublaient les résultats.

Procédé Cazeneuve et Hugounenq. — « Ce procédé
ne s'applique qu'aux urines non sucrées, non albumineuses et préalablement décolorées : la créatinine trouble
les résultats, car elle est décomposée dans les conditions
de l'expérience, mais elle n'existe qu'en faible quantité.
On opère de la façon suivante : on prélève un échantillon
d'urine de 25 à 30^{cc} environ ; on l'additionne d'une certaine quantité de noir animal non lavé; on agite quelques
instants et on filtre. L'urine passe neutre et sensible-
ment décolorée. Le noir agit moins bien sur les urines
des malades, lesquelles sont souvent riches en pigments.
A l'aide d'une pipette, on prélève exactement 10^{cc} d'urine
qu'on laisse couler dans un tube en bronze platiné élec-

trolytiquement à l'intérieur ; on ajoute 20^{cc} environ d'eau distillée; on visse le couvercle et on chauffe à 180°. Au bout d'une demi-heure de chauffe, on laisse refroidir le tube, on recueille le liquide avec lavage convenable du tube et on fait le dosage alcalimétrique, en se servant, comme réactif indicateur, de l'orangé 3 ou de la phtaléine du phénol (1). »

Procédé Heintz et Ragsky. — Après avoir débarrassé l'urine des chlorures, on en chauffe 10^{cc} avec 6 à 8 grammes d'acide sulfurique, jusqu'à ce que le dégagement de gaz cesse et que les vapeurs d'acide sulfurique commencent à remplir le vase ; après refroidissement, on précipite par le chlorure de platine ; on calcine le précipité ; on a ainsi un poids de platine correspondant à la quantité de potasse, d'ammoniaque et d'urée que renferme l'urine. En faisant un nouveau dosage sur de l'urine naturelle, on obtient un poids de platine correspondant à la potasse et à l'ammoniaque de l'urine ; par différence, on a la quantité d'urée.

Procédé Poggiale. — L'urée est transformée en sel ammoniacal par l'acide sulfurique, et ce sel étant lui-même décomposé par un alcali, on dose l'ammoniaque par les méthodes de BOUSSINGAULT et PELIGOT, au moyen des liqueurs titrées.

Ce procédé, très compliqué, est très inexact.

Procédé Musculus. — En 1874, MUSCULUS, mit à profit les observations de PASTEUR et VAN THIEGEM, d'après lesquelles la fermentation alcaline de l'urine était due à une torulacée, qui se trouve surtout au fond du vase, à l'état de petites globules sphériques de 0^{mm}0015 de diamètre, sans granulations ni parois reconnaissables; il recueillit ces ferments en filtrant l'urine en pleine fermentation alcaline. Le liquide passe d'abord rapidement, mais bientôt les globules de ferment entrent dans les pores

(1) Journal de Pharmacie et de Chimie, 1887, XVI, p. 248.

du papier et les obstruent. La filtration se ralentit notablement, sans cependant cesser tout à fait. On lave le filtre à l'eau distillée, jusqu'à disparition complète de réaction alcaline, puis on le sèche à une température de 35⁰ à 40°.

Le papier ainsi obtenu constitue un réactif très sensible de l'urée. Il suffit, en effet, de le tremper dans une solution même très étendue de ce corps pour que, au bout de dix à quinze minutes, la liqueur se charge de carbonate d'ammoniaque, dont la présence est facile à constater.

L'analyse quantitative de l'urée peut se faire également avec ce papier : pour cela, on introduit la solution dans un flacon, avec du papier bien imprégné de ferment et un peu de teinture de tournesol : on y ajoute de l'acide sulfurique étendu, de manière à produire la teinte rouge pelure d'oignon ; on bouche le flacon et on l'abandonne à une température de 25 à 30° pendant cinq à six heures. Ce temps est ordinairement suffisant pour achever la fermentation. On dose alors l'ammoniaque formée, avec une liqueur acide titrée ; on ajoute de l'acide jusqu'à ce qu'on ait ramené la couleur rouge primitive. Quelquefois la couleur bleue du tournesol reparaît au bout de quelque temps ; cela arrive quand le papier employé n'était pas assez riche en ferment ; l'opération n'est pas perdue pour cela, car il suffit d'ajouter de la solution titrée jusqu'à ce que la teinte ne change plus (1).

Les matières albuminoïdes, l'acide urique et probablement la xanthine, la sarcine, etc., ne sont pas altérées par le ferment.

Procédé Miquel. — M. MIQUEL a constaté qu'un grand nombre de micro-organismes étaient capables de transformer l'urée en carbonate d'ammoniaque : de ces organismes, les uns vivent en liqueur alcaline, d'autres en liqueur neutre et quelques-uns même en liqueur légèrement

(1) Journal de Pharmacie et de Chimie, 1874, XIX, p. 213 ; 1876, XXIII, p. 276.

acide; plusieurs de ces organismes croissent uniquement au fond des vases en produisant des dépôts plus ou moins granuleux qui ne troublent jamais la limpidité de la liqueur et la chargent d'une quantité élevée de ferment soluble. Ce sont ces liquides, d'une grande transparence, que l'on doit choisir de préférence pour le dosage de l'urée.

« S'il s'agit de doser simplement l'urée tenue en dissolution dans de l'eau pure, l'opération est de la plus grande simplicité ; on mélange à parties égales le bouillon diastasifère et la solution d'urée ; on prend immédiatement un repère alcalimétrique, et le mélange est maintenu pendant deux heures à 50° dans un vase à peu près plein et bien bouché à l'émeri. Au bout de ce temps, un second essai alcalimétrique fait connaître la quantité d'ammoniaque produite et, par suite, le poids de l'urée primitivement contenue dans la solution.

Quand le liquide à doser en urée est de l'urine ou un liquide organique, il est bon, si l'on veut éviter les causes d'erreur qui peuvent dépendre de l'absorption de l'ammoniaque, soit par des acides, sels acides, ou de la formation des sels ammoniacaux doubles, de traiter à chaud le liquide renfermant l'urée par un léger excès de carbonate d'ammonium. La liqueur refroidie, filtrée si elle a donné des dépôts, est traitée comme les solutions d'urée dans l'eau pure.

Cette méthode offre une très grande précision : une même urine, pour donner un seul exemple, normale, diluée au 1/2, au 1/3 et au 1/4, a fourni les chiffres suivants : teneur en urée par litre 12,71, 12,70, 12,71. On comprendra, d'ailleurs, qu'il n'en peut être autrement, le ferment soluble de l'urée étant capable de déceler la présence de quelques centigrammes d'urée tenus en dissolution dans un litre de liquide.

Si le poids de l'urée contenue dans les liquides à analyser atteignait 10 p. 100 ou 100 grammes par litre, on devrait recourir à la dilution des liquides, car, passé cette dose, l'urée devient toxique pour son ferment soluble, dont l'action est très faible sur les solutions à 20 p. 100, et nulle sur les solutions à 30 p. 100. Si pareil cas pouvait se présenter, on résoudrait la difficulté en étendant d'eau les liqueurs.

Le carbonate d'ammonium ajouté préventivement en excès aux liquides impurs ou de nature organique, pour sauvegarder la quantité intégrale de carbonate d'ammoniaque produite ultérieurement sous l'influence de la diastase, ne gêne en rien le pouvoir hydratant du ferment soluble, qui s'exerce avec autant de rapidité et aussi complètement que si ce sel n'existait pas dans la liqueur. Le chlorure de sodium à faible dose, l'acide urique, les sels ammoniacaux et alcalins, les principes extractifs, l'albumine, le sucre à très haute dose ne faussent en rien ces dosages ; on sait, au contraire, qu'il est loin d'en être ainsi quand on dose l'urée au moyen des agents chimiques qui ont la faculté d'en extraire l'azote sous la forme de gaz (1).

Il existe plusieurs substances qui entravent l'action de cette diastase et l'auteur les étudie. »

3. *Précipitation de l'urée en une combinaison insoluble.*

LIEBIG a imaginé un procédé fondé sur la propriété que possède l'urée d'être précipitée par l'azotate mercurique, en formant un composé blanc contenant un équivalent d'urée pour quatre équivalents d'oxyde mercurique. On ajoute à une solution étendue d'urée une solution également étendue d'azotate mercurique : on neutralise à mesure avec le carbonate de soude. Tant que la liqueur contient de l'urée libre, le carbonate de soude forme un précipité blanc ; mais lorsque toute l'urée est précipitée, la dernière goutte de solution mercurielle ajoutée produit un précipité jaune.

(1) Journal de Pharmacie et de Chimie, 90, XXII, p. 480.

Les causes d'erreur qui influent sur la détermination exacte de l'urée par ce procédé sont :

La quantité d'urée trop faible ou trop forte ;

La présence du chlorure de sodium ;

— du carbonate d'ammoniaque ;

— de l'albumine ;

— d'une substance azotée citée par KLETZINSKY ;

— de la créatinine, de l'allantoïne, de la guanine, de l'acide kryptophanique cité par THUDICHUM, etc.

RAUTENBERG est bien arrivé à supprimer la cause d'erreur due à la présence du chlorure de sodium, mais il en reste encore un bien grand nombre.

En 1868, BYASSON avait étudié cette réaction et avait donné une bonne formule pour la préparation de la liqueur d'azotate mercurique (1).

A la même époque, GUICHARD modifia le procédé : l'urine, préalablement déféquée au sous-acétate de plomb, était additionnée de bicarbonate de potasse et d'un excès de chlorure mercurique ; il se forme un précipité. On filtre après dix à douze heures et, dans cette liqueur, on détermine l'excès de chlorure mercurique au moyen de l'iodure de potassium par le procédé PERSONNE (2).

4. Décomposition de l'urée en ses éléments.

Cette décomposition peut être effectuée sous l'influence de plusieurs réactifs :

Hydrogène naissant ;

Hypochlorites ;

Hypobromites ;

Acide azoteux.

(1) Journal de Pharmacie, 1868, VIII, p. 265.
(2) Journal de Pharmacie, 1868, VIII, p. 376.

HYDROGÈNE NAISSANT.

En étudiant l'action de l'hydrogène naissant sur l'azotate d'urée, M. G. Bouchardat a vu qu'il se produisait de l'azote et de l'acide carbonique.

On place dans un ballon la solution d'urée, du zinc, de l'acide azotique pour saturer l'urée, et de l'acide chlorhydrique. Le ballon est suivi d'une série de tubes contenant des réactifs exsiccateurs, puis de la potasse destinée à retenir l'acide carbonique. Le dégagement commence de suite et peut être terminé par une légère chaleur; l'expérience terminée, on pèse les tubes à potasse. Le poids de l'acide carbonique multiplié par 1,3636 donne le poids de l'urée contenue dans le liquide.

Ce procédé nous semble très digne d'être étudié de nouveau : la réaction ne porte-t-elle pas sur d'autres éléments que l'urée parmi ceux qui sont contenus normalement dans l'urine ?

Ne pourrait-on pas transformer ce procédé en un simple dosage alcalimétrique? Nous avons bien fait quelques recherches dans cette direction, mais elles sont trop peu nombreuses pour permettre la moindre conclusion.

HYPOCHLORITES.

H. Davy avait constaté que le chlore et les hypochlorites décomposent l'urée en azote et acide carbonique.

Dès 1847, R. Smith avait proposé l'emploi de l'hypochlorite de chaux ; en 1849, Leconte publia son procédé ; il en donna la description détaillée en 1858. D'après la théorie, 0 gr. 10 d'urée devraient donner 37^{cc} d'azote; mais Leconte ne put jamais en obtenir plus de 34^{cc}, et il reconnut en outre que le réactif réagissait sur des substances autres que l'urée, et encore qu'il fallait porter à l'ébullition pour que la réaction fût complète.

En 1876, JAILLARD employa l'hypochlorite de chaux en solution concentrée et opéra à froid : il fallait au préalable déféquer à l'acétate de plomb puis au sulfate de soude (1).

YVON fit une critique sévère des prétendues améliorations apportées par Jaillard, et prit les conclusions suivantes (2) :

« 1° L'hypobromite de soude dégage à froid tout l'azote de l'urée;

» 2° L'hypochlorite de soude dégage à froid environ 69 °/₀ et à chaud 92 °/₀ de l'azote contenu dans l'urée;

» 3° L'hypochlorite de chaux dégage à froid environ 84,5 °/₀ de l'azote de l'urée. Ce chiffre ne m'a pas paru constant et peut varier de 1 à 2 °/₀ en plus ou en moins, suivant la température extérieure, la durée de l'expérience, etc. A chaud, l'hypochlorite de chaux a toujours dégagé plus de gaz que la quantité d'urée soumise à l'expérience ne contenait d'azote (oxygène). En résumé, dans l'analyse de l'urée par la décomposition en ses éléments, l'hypochlorite de chaux ne peut donner de résultats exacts; pour une analyse approximative, il est préférable à l'hypochlorite de soude, parce qu'il agit à froid et avec une plus grande rapidité. »

En 1878 (3), FENTON confirme ce résultat obtenu par STREET : quand on traite l'urée par les hypochlorites en présence d'un alcali caustique, on n'obtient que la moitié du volume d'azote indiqué par la théorie. La moyenne de 18 expériences lui a fait trouver 18,22ᶜᶜ p. 100 d'azote, alors que la théorie exige 37,3ᶜᶜ. La partie qui ne fournit plus d'azote par une nouvelle addition d'hypochlorite n'est ni un sel ammoniacal ni de l'urée : il y a formation d'un cyanate. Fenton estime à 2,50 °/₀ la perte d'azote quand on fait agir l'hypochlorite sur l'urée : cette perte s'élève à 8 °/₀ quand on opère avec l'hypobromite.

(1) Journal de Pharmacie et de Chimie, 1876, XXIV, p. 41.
(2) Répertoire de Pharmacie, 1876, p. 485.
(3) Journal de Pharmacie et de Chimie, 1878, XXVIII, p. 587.

En 1890. (1), Fowler a publié un procédé basé sur la diminution de la densité de l'urine, après la décomposition de l'urée par une solution d'hypochlorite de soude.

Dott préconise l'emploi de l'hypochlorite de chaux avec adjonction d'une petite quantité de baryte pour assurer l'absorption de l'acide carbonique, et d'un peu d'alcool méthylique, pour faire tomber la mousse et permettre une lecture facile (2).

HYPOBROMITE.

Innombrables sont les auteurs qui ont employé ce réactif ; presque aussi nombreux sont les appareils qu'ils ont imaginés et dont la plupart sont extrêmement ingénieux. Citons parmi les noms les plus connus ceux de Barbier (3), Bouvet (4), Blarez, Bellamy (5), Esbach, de Thierry, Mehu, Noel, Regnard, Vieillard-Gautrelet, Yvon, etc., etc.

Comme pour l'hypochlorite, le procédé est basé sur la décomposition de l'urée en azote et acide carbonique :

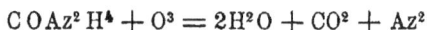

$$C\,O\,Az^2\,H^4 + O^3 = 2H^2O + CO^2 + Az^2$$

L'acide carbonique est absorbé parce qu'on opère en liqueur alcaline : il ne reste donc qu'à mesurer l'azote.

On fait à ce procédé les objections suivantes :

1° Tout l'azote de l'urée n'est pas dégagé ;

2° Le réactif attaque les substances qui accompagnent l'urée dans l'urine, et ce, dans des proportions variables suivant la concentration du réactif, la température, etc.

Ce deuxième reproche est tout particulièrement grave, car ainsi que le dit Byasson, il peut faire commettre des

(1) Répertoire de Pharmacie, 1890, p. 21.
(2) Répertoire de Pharmacie, 1890, p. 325.
(3) Journal de Pharmacie et de Chimie, 1879, XXX, 274.
(4) Répertoire de Pharmacie, 1873, p. 349.
(5) Journal de Pharmacie et de Chimie, 1886, XIII, p. 179.

erreurs allant au tiers de la quantité totale de l'urée, et
il est évident que, dans ces conditions d'inexactitude, le
procédé doit être absolument abandonné. ·

Première objection.

Yvon, qui, le premier en France, a employé l'hypobromite, déclare dans sa thèse inaugurale, que tout l'a-
zote de l'urée est dégagé par ce réactif.

En 1874 (1), Cotton établit que les antiseptiques n'é-
taient pas sans action sur les résultats de cette expérience,
et, à ce point de vue, divisa ces corps en trois catégories :

1° Ceux qui empêchent la décomposition de l'urée (acide
sulfureux, sulfites, hyposulfites, iode, acide phénique,
etc.) ;

2° Ceux qui la ralentissent (chloral, alcool, etc.) ;

3° Ceux qui l'activent (ce sont les corps saturés d'oxygène ou oxydants, bichromate de potasse, etc.)

En 1877 (2), Russell et West constatent que l'hypobromite ne dégage pas la totalité de l'azote de l'urée, et
fixent le rendement à 33,75^{cc} au lieu de 37. A. Dupré,
Galley, Blackley, Maxwel Simpson et O'Keefe ont
obtenu des résultats analogues.

En 1879 (3), Méhu, après avoir rappelé les expériences
des auteurs que je viens de citer et quelques autres encore, admet que la perte est de 8 0/0, mais fait remarquer
qu'en présence du sucre, la décomposition est complète :
il propose l'addition de ce produit dans toutes les ana-
lyses.

Dans la même année (4), Yvon reconnaît que l'hypo-

(1) Répertoire de Pharmacie, 1874, p. 523.
(2) Journal de Pharmacie et de Chimie, 1877, XXVI, p. 520.
(3) Journal de Pharmacie et de Chimie, 1879, XXX, p. 437.
(4) Journal de Pharmacie et de Chimie, 1879, XXX, p. 206.

bromite ne dégage que 93 0/0 de l'azote contenu dans l'urée.

Esbach (1) nia les expériences de Méhu relatives à l'influence des matières sucrées. Méhu répondit vivement à ces assertions et démontra qu'Esbach avait employé des matières sucrées contenant des substances azotées.

En 1881 (2), Quinquaud, tout en conservant le même réactif, l'employa d'une façon différente : il faisait réagir un excès d'hypobromite sur l'urée, ajoutait un excès d'arsénite de soude et revenait avec l'hypobromite, en se servant de l'indigo comme indicateur de la fin de la réaction : dans ces conditions, il constata que les solutions d'hypobromite à proportions variables de brome par rapport à la soude et à concentration indéterminée, ne donnent pas le chiffre théorique d'azote. Seules, les deux solutions suivantes donnent le chiffre théorique :

Eau...................... 28^{cc}
Lessive de soude.......... 100^{cc}
Brome................·...... 2,8^{cc}

Lessive de soude..... ..... 100^{cc}
Brome........ .... 3^{cc}

Rappelons que les solutions d'hypobromite s'altèrent facilement et avec rapidité.

En 1882 (3) Falck, annonce que le dosage de l'urée par l'hypobromite de soude ne donne des résultats exacts que si l'urée n'existe pas en trop grande quantité dans la solution à examiner, et que si la solution de brome n'est pas trop étendue : la proportion de brome la plus convenable à cet effet est de 45^{cc} de brome pour un litre de solution.

Deuxième objection.

Dans sa thèse inaugurale, Yvon dit : « L'essai clinique peut se réduire à ce que je viens de dire, mais l'hypobro-

---

(1) Journal de Pharmacie et de Chimie, 1879, XXX, p. 440.
(2) Journal de Pharmacie et de Chimie, 1881, IV, p. 269.
(3) Répertoire de Pharmacie, 1882, p. 171.

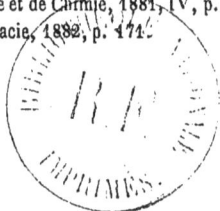

mite de soude décompose également la créatine, les urates et d'autres matières indéterminées, de même que l'hypochlorite. On se souvient que LECONTE avait fixé à 54 pour 1000 l'augmentation d'azote due à ces corps. J'ai voulu vérifier l'exactitude de ce chiffre, et j'ai fait un très grand nombre d'essais sur des urines pures, et les mêmes, après précipitation par l'acétate de plomb. Il résulte de mes expériences que l'on peut abaisser ce chiffre à 45 pour 1000. Dans la pratique on retranchera donc 4,5 0/0 sur le chiffre d'urée obtenu. Pour un dosage exact de l'urée on précipite la créatinine par le chlorure de zinc en solution alcoolique, puis les urates par le sous-acétate de plomb, l'excès de ce dernier est éliminé par le phosphate de soude. On réunit les eaux de lavage de façon à faire un volume de 50^{cc}, la prise d'urine étant de 10^{cc}. La précipitation de la créatine par le chlorure de zinc est plutôt théorique que pratique, la majeure partie du précipité est formée de phosphate de zinc. »

Dans le même travail, YVON dit encore que sous l'influence de l'hypobromite la créatine desséchée perd tout son azote, mais plus difficilement que l'urée; quant à l'acide urique, il n'a pu obtenir à froid tout son azote : « C'est là ce qui se passe, si on opère sur l'acide urique et la créatine séparément; mais il n'en est plus de même dans leur mélange avec l'urée. Grâce à ce dernier corps, dont la décomposition est si facile, il y a pour ainsi dire entraînement général de tout l'azote. J'ai opéré sur un grand nombre de solutions renfermant de l'urée, de la créatine et de l'acide urique en proportions variables, et j'ai vu que la décomposition était d'autant plus complète, que la proportion d'urée était plus considérable par rapport aux deux autres corps, c'est-à-dire qu'on se rapprochait davantage de la composition de l'urine. »

En 1877 (1), RUSSELL et WEST ont constaté que l'hypo-

(1) Journal de Pharmacie et de Chimie, 1877, XXVI, p. 520.

bromite séparait 35 0/0 de l'azote total de l'acide urique, 82,5 0/0 de l'acide hippurique et 25 0/0 de l'azote de la créatinine.

La même année (1), Ch. R. C. TICHBORNE a trouvé que ce réactif ne séparait que 66 0/0 de l'azote total de l'acide urique; la gélatine qui renferme 18,34 0/0 d'azote ne lui cède que 4,1 0/0 et 13,3 0/0 quand elle a été traitée par la potasse. La laine ne donne que 3,8 0/0 d'azote au lieu de 17,93 qu'elle renferme réellement.

En 1879 (2), YVON persiste dans son idée qu'en faisant une correction de 4,5 0/0 on obtient des résultats suffisamment précis.

En 1882 (3), FALCK trouve que le dosage de l'urée par l'hypobromite de soude est inexact pour l'urine, parce que les autres matières azotées de ce liquide dégagent de l'azote et ce, dans des proportions variables. L'auteur donne les chiffres ci-après, indiquant la quantité d'azote pour 100 recueillie avec les substances azotées suivantes :

Urée........................ 99,91
Sels ammoniacaux............ 99,70
Créatine.................... 67,40
Créatinine.................. 37,43
Acide urique................ 47,78

ACIDE AZOTEUX

L'acide azoteux, l'acide hypo-azotique, l'acide azotique renfermant des produits nitreux, l'azotite de mercure en dissolution dans l'acide azotique ou dans l'azotate de mercure, décomposent l'urée et la transforment en eau, ammoniaque et volumes égaux d'acide carbonique et d'azote :

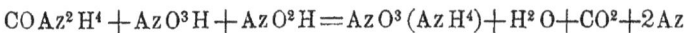

$$CO\,Az^2\,H^4 + Az\,O^3\,H + Az\,O^2\,H = Az\,O^3\,(Az\,H^4) + H^2\,O + CO^2 + 2\,Az$$

---

(1) Journal de Pharmacie et de Chimie, 1877, XXVI, p. 520.
(2) Journal de Pharmacie et de Chimie, 1879, XXX, p. 206.
(3) Répertoire de Pharmacie 1882, p. 171.

Mɪʟʟᴏɴ (1) préparait son réactif en faisant réagir 168 gr.
d'acide azotique sur 125 gr. de mercure : le mercure se
dissout presque complètement à froid ; à l'aide d'une
douce chaleur, on achève de l'attaquer : on ajoute aussitôt
deux volumes d'eau distillée pour un volume de liqueur
mercurielle. Le mélange ainsi dilué se conserve très
longtemps sans perdre de son action. L'appareil se compose d'un ballon suivi d'un tube en U contenant de la ponce
sulfurique, et d'un tube de Liebig contenant une solution
concentrée de potasse caustique : il suffit de peser le tube
de Liebig avant et après l'expérience.

MM. Bᴇʀᴛʜᴇʟᴏᴛ et Bᴇʀɢᴇʀᴏɴ (1) ont conseillé de doser
l'acide carbonique par une liqueur titrée de baryte, au lieu
de le peser.

MM. Nᴀǫᴜᴇᴛ et Pᴀᴘɪʟʟᴏɴ (1) ont modifié le dispositif
de Mɪʟʟᴏɴ sans toucher au principe.

En 1872 (2), Gʀᴇ́ʜᴀɴᴛ a adopté ce réactif : il le prépare
au moment même de l'opération en versant dans un verre
à expérience un globule de mercure et un excès d'acide
azotique concentré : le métal se dissout aussitôt, des gaz
se produisent qui restent dissous dans le liquide acide en
excès, et l'on obtient une liqueur verte que l'on introduit
dans la solution d'urée, quand il en est besoin. Ce réactif
est beaucoup plus énergique que celui de Mɪʟʟᴏɴ : la décomposition est des plus rapides, mais il se produit une
grande quantité de vapeurs nitreuses.

L'opération s'exécute dans le vide, au moyen de la
pompe à mercure d'Alvergniat : on mesure les volumes
d'azote et d'acide carbonique : on possède un contrôle
précieux dans ce fait que les volumes d'azote et d'acide
carbonique doivent être égaux.

Bᴏᴜᴄʜᴀʀᴅ a également employé ce réactif, mais dans
des conditions qui nous paraissent fâcheuses pour la
précision : il opère à froid dans un simple tube gradué en

(1) Thèse de Boymond.
(2) Journal de Pharmacie et de Chimie 1873, XVI, p. 358.

séparant le réactif de l'urine par une couche de chloro-
forme : or, nous savons que la réaction n'est complète
qu'à chaud et en outre, la tension de vapeur du chloro-
forme vient compliquer d'une façon fâcheuse la lecture
des volumes gazeux.

BOYMOND emploie le réactif MILLON plus concentré et
modifié de la façon suivante. On fait dissoudre 125 gr. de
mercure dans 170 gr. d'acide azotique pur et concentré ;
la dissolution se fait à froid : on l'achève à une douce chaleur ; on mesure le volume de solution mercurielle obtenue
et on lui ajoute un égal volume d'eau distillée ; ce réactif
se conserve bien : il agit plus énergiquement que celui de
MILLON et plus régulièrement que celui de GRÉHANT.

L'opération s'effectue dans un appareil à dosage d'acide
carbonique par perte de poids : pour dessécher les gaz qui
se dégagent et retenir les petites quantités de bioxyde
d'azote qui pourraient se produire, on emploie l'acide sulfurique. La perte de poids multipliée par 0,8333 donne la
quantité d'urée.

Le réactif MILLON ne réagit pas sur les corps suivants :

Acides urique, hippurique, oxalique, acétique, lactique,
butyrique ; albumine, sucre diabétique, matière colorante
et matériaux de la bile (MILLON); acide tartrique, créatine,
créatinine, xanthine, hypoxanthine, guanine, leucine, ty-
rosine, acide lactique, matières albuminoïdes (BOYMOND).

Citons les précautions à prendre dans les procédés de
GRÉHANT et de BOYMOND quand on tient à avoir une grande
précision.

Les urines à l'état normal contiennent de 25 à 26 cc
de gaz divers par litre : on peut s'en débarrasser en
chauffant au préalable l'urine avec un peu d'acide tartrique.

L'urine des herbivores contient de l'acide carbonique
libre et des carbonates : on lui fera subir le même traitement pour chasser les gaz et décomposer les carbonates.

Il n'y a pas d'inconvénient à précipiter l'urine par l'acétate de plomb.

Les urines diabétiques, albumineuses, bilieuses, laiteuses, chyleuses, purulentes, etc., n'exigent d'autre traitement préalable que la filtration.

L'urine contenant du carbonate d'ammoniaque est précipitée par l'eau de baryte et chauffée au B-M jusqu'à expulsion de l'ammoniaque : on dose ensuite l'urée sur un volume représentant 10 ^{cc} d'urine.

En résumé, de tous les principes des procédés que nous avons étudiés jusqu'ici, un seul nous paraît à l'abri de tout reproche, c'est celui basé sur l'emploi du réactif de MILLON : entre les procédés qui utilisent ce réactif, l'un nous semble incontestablement le procédé scientifique, devant servir de contrôle à tous les procédés nouveaux que l'on préconiserait : j'ai nommé le procédé de GRÉHANT.

Parmi les autres procédés dérivés de principes différents, deux nous semblent dignes d'une grande attention et d'études sérieuses :

Celui de BOUCHARDAT basé sur la décomposition de l'azotate d'urée par l'hydrogène naissant;

Celui de MIQUEL qui, du reste, est encore à l'étude.

CHAPITRE DEUXIÈME

Puisque le réactif de MILLON, modifié par BOYMOND, réagit et se conserve bien, il était tout naturel de l'étudier avec soin. Dans cette réaction il se produit de l'ammoniaque, de l'azote et de l'acide carbonique; en même temps une certaine quantité d'acide azoteux disparaît.

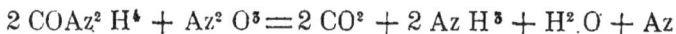

$$2 \, COAz^2 \, H^4 + Az^2 \, O^3 = 2 \, CO^2 + 2 \, Az \, H^3 + H^2 \, O + Az$$

Chacun de ces éléments peut servir de base à un procédé de dosage.

On peut :

1° Doser l'ammoniaque, soit en le mettant en liberté, soit en prenant le titre de la liqueur avant et après l'expérience ;

2° Doser la quantité d'azotite qui a été utilisée dans la réaction ;

3° Recueillir l'acide carbonique et le peser (procédé Millon), ou encore déterminer la quantité dégagée au moyen des liqueurs titrées (procédés BERTHELOT et BERGERON) ;

4° Déterminer par la pesée la quantité d'acide carbonique et d'azote dégagés (procédé BOYMOND) ;

5° Mesurer les volumes gazeux, c'est-à-dire copier le procédé Gréhant mais en le rendant plus clinique : c'est ce que nous avons déjà proposé en 1886.

Nous allons étudier successivement chacun de ces procédés en faisant remarquer tout de suite que nous avons examiné les méthodes qui permettent l'emploi des liqueurs titrées d'abord et en dernier lieu celles basées sur la manutention des gaz, parce que les manipulations faites sur ces derniers nous semblent beaucoup plus délicates que celles faites au moyen des liqueurs titrées.

1. DOSAGE DE L'AMMONIAQUE.

Autrefois, on admettait que l'urée était décomposée par l'acide azoteux, en azote et acide carbonique : c'est à BOYMOND que revient l'honneur d'avoir démontré que la véritable équation représentant cette réaction était bien celle que nous avons indiquée plus haut. Pour cela, il soumit à la distillation, en présence d'un alcali fixe, le soluté obtenu en faisant agir son réactif sur un poids connu d'urée : le liquide distillé fut dosé au moyen d'une liqueur acide titrée, et les résultats obtenus furent conformes à ceux prévus par la théorie.

Il est évident que ce procédé pourrait être utilisé pour doser l'urée mais cette méthode serait bien longue.

Nous avons d'abord voulu doser l'ammoniaque dans la liqueur en en prenant le titre acidimétrique avant et après l'expérience, et nous avons fait dans cet ordre d'idées un nombre considérable d'essais que nous relaterons très brièvement parce qu'ils ne nous ont pas conduit à un résultat satisfaisant.

Avant de commencer les essais proprement dits, nous avons constaté que ce n'était qu'à la touche qu'on pouvait nettement distinguer la fin de la réaction, qu'il ne fallait pas songer à employer le tournesol, et qu'au contraire le papier à la phtaléine convenait parfaitement : nous employons un papier à filtre trempé dans une solution alcoolique de phtaléine à 1 °/₀ : une solution plus diluée est un peu moins sensible.

Pour neutraliser 5^{cc} de réactif BOYMOND, nous avons employé 310 divisions de liqueur anormale alcaline.

Après réaction :

Sur 5^{cc} d'urine il faut 285 div. soit 25 div. de perte.

 — 10   —   255   —   55   —

 — 20   ·   —   210   —   106   —

 — 40   —   165   —   145   —

En négligeant le dernier résultat indiquant que le réactif était en proportion insuffisante, ces chiffres nous montrent que la perte d'acidité n'est pas exactement proportionnelle à la quantité d'urine sur laquelle on a opéré. Quelle en est la cause ?

Dans une première série d'expériences nous avons prouvé que le réactif, chauffé seul, perdait de son acidité, que la présence de l'ammoniaque diminuait la sensibilité du papier à la phtaléine, que 5^{cc} de réactif BOYMOND suffisaient pour décomposer 20^{cc} d'une urine d'une richesse moyenne en urée (20^{gr} d'urée par litre environ).

Dans une seconde série d'expériences, nous avons trouvé : que le réactif BOYMOND dilué avec 9 parties d'eau ne perdait pas de son activité quand on le chauffait à l'ébullition du B-M pendant une demi-heure, que la diminution d'acidité était à peu près proportionnelle à la quantité d'urine, mais que cependant il fallait retrancher une constante due probablement à la formation dans l'urine de sels ammoniacaux doubles.

Dans une troisième série, la proportion entre l'alcalinité de la liqueur et la quantité d'urine employée était encore à peu près conservée, mais l'alcalinité n'était guère que la moitié de ce qu'elle devrait être théoriquement. Nous avons pensé qu'il pouvait se former des sels de mercure et d'ammoniaque, et que nous pourrions éviter cette réaction secondaire en ajoutant de l'oxyde de mercure, qui mettrait l'ammoniaque en liberté, et qui ne réagit pas sur le papier à la phtaléine : nous avons donc fait dissoudre 2^{gr},50 d'oxyde jaune de mercure dans 100^{cc}

de réactif de BOYMOND : une quantité plus considérable trouble le réactif et l'empêche de réagir aussi énergiquement.

Les résultats ont été un peu meilleurs mais encore insuffisants.

Puisque j'estimais que les erreurs provenaient de la formation de sels de mercure-ammonium, il était rationnel de chercher un réactif de composition analogue, mais ne contenant pas de mercure.

Les réactifs de MILLON et de BOYMOND sont constitués par un mélange d'azotate et d'azotite mercuriques (il n'existe pas de sel mercureux, puisque les azotites décomposent les sels mercureux). Il devait donc suffire de mélanger une solution d'un azotite alcalin avec un azotate métallique à réaction acide, suffisamment acide pour que l'acide azoteux pût réagir sur l'urée, et insuffisamment acide pour que l'acide azoteux ne fût pas mis en liberté immédiatement ou même sous l'influence de la chaleur : nous avons ainsi passé en revue la pupart des azotates métalliques.

J'opérais de la façon suivante : d'une part je faisais dissoudre 1 équivalent, soit 69 grammes d'azotite de soude dans Q-S d'eau pour faire un litre de liqueur et j'étiquetais « Liqueur normale d'azotite de soude ». D'autre part, je faisais dissoudre dans les mêmes conditions un équivalent de l'azotate à étudier et enfin je mélangeais des volumes égaux de ces deux liqueurs.

Nous avons ainsi obtenu les résultats suivants :

Les azotates de fer, d'aluminium, de bismuth, ont décomposé l'azotite et mis en liberté immédiate l'acide azoteux d'une façon plus ou moins rapide.

Les azotates de cuivre et de cadmium n'ont pas décomposé l'azotite mais ils ne réagissent sur l'urée qu'à une température voisine de l'ébullition et ils laissent alors dégager une notable quantité de vapeurs nitreuses.

L'azotate de plomb ne réagit que très lentement sur

l'urée à une température voisine de l'ébullition; si on
ajoute à cette liqueur un équivalent d'acide azotique, elle
se décompose et dégage des torrents d'hypo-azotide.

Les azotates terreux et alcalins, l'azotate de zinc ne
réagissent pas sur l'urée.

Nous n'avons pas expérimenté les azotates d'argent,
de nickel, de cobalt, à cause du prix élevé du premier et
des nombreuses combinaisons ammoniacales que forment
les seconds.

Nous avons déjà indiqué quelle idée théorique nous
avait poussé à employer les divers azotates métalliques :
trouver un azotate à réaction acide, acide suffisamment
pour que l'acide azoteux pût réagir sur l'urée, et insuffisamment pour que l'acide azoteux ne fût pas mis en liberté immédiatement, ou même sous l'influence de la
chaleur : n'ayant pas réussi avec les azotates, nous avons
étudié l'action des acides organiques. A ce point de
vue on peut les diviser en trois catégories :

1° L'azotite est décomposé immédiatement; c'est ce
qui arrive avec les acides oxalique, tartrique, citrique ;

2° La liqueur sent légèrement l'acide azoteux à froid; à
chaud l'odeur est beaucoup plus prononcée et cependant ·
quand on met ce réactif en contact avec la solution d'urée,
la décomposition se fait lentement, quoiqu'il se dégage de
l'acide azoteux : ce phénomène se produit avec l'acide
acétique et l'acétate acide de soude ;

3° Enfin le réactif peut être assez stable : mais dans ce
cas il ne réagit pas sur l'urée : tel est le cas de l'acide
borique et du tartrate borico-potassique.

Pourquoi seul le mercure constitue-t-il un réactif d'une
part suffisamment stable et d'autre part réagissant d'une
manière convenable sur l'urée?

Est-ce parce que le mercure se comporte tantôt comme
mono - atomique tantôt comme diatomique, que cette
double atomicité lui permet de retenir à froid l'acide azoteux en combinaison, tandis qu'à chaud, il l'abandonne,

lentement, au fur et à mesure des besoins, à l'urée, pour sa décomposition?

Est-ce parce que l'urée se combine avec l'oxyde de mercure et que l'acide azoteux est ainsi mis en liberté et peut réagir lentement sur l'urée et pour ainsi dire à l'état naissant : il se produit peut-être un état d'équilibre instable dont le mécanisme serait le suivant : l'azotite mercurique mis en contact avec l'urée est décomposé; l'urée précipite une certaine quantité d'oxyde mercurique et par suite, une quantité correspondante d'acide azoteux est mise en liberté. Cet acide azoteux forme avec l'azotite mercurique restant, un sel acide peu stable, dissociable facilement par le fait de la chaleur ou des corps en présence qui peuvent réagir sur lui, etc.; une certaine quantité d'urée et d'acide azoteux sont donc détruits, et par suite l'équilibre qui existait entre l'azotite mercurique acide et la combinaison d'oxyde mercurique et d'urée, ne saurait continuer : un nouvel état d'équilibre doit se produire, qui mettra en liberté une nouvelle quantité d'acide azoteux, lequel réagira sur l'urée et ainsi de suite jusqu'à ce que toute l'urée ait été décomposée.

La lenteur avec laquelle se produit la réaction, quelles que soient la température et les proportions relatives des corps réagissants, militent beaucoup en faveur de cette opinion.

En présence de ces déceptions et ayant remarqué que le réactif de BOYMOND n'était pas toujours identique à lui-même, soit que dans sa préparation la température ne fût pas toujours la même, soit que l'acide employé n'eût pas le même degré de concentration, nous avons pensé à revenir au mercure, mais avec un réactif de composition constante. La première liqueur essayée a été la suivante :

Oxyde jaune de mercure (un équivalent)... 108
Acide azotique à 1,39 (un équivalent)...... 99
Eau, Q-S, pour faire 1,000°°.

A cette liqueur, ajoutez un litre de liqueur normale d'azotite de soude.

Ce réactif n'est pas altéré par la chaleur, mais il réagit avec une lenteur désespérante sur l'urée.

Par tâtonnements nous sommes arrivé au réactif suivant qui nous semble réagir avec une rapidité convenable et qui cependant est peu altérable à la chaleur.

Oxyde jaune de mercure (un équivalent)...... 108
Acide azotique à 1,39 (deux équivalents)...... 198
Eau, Q-S pour 1,000^{cc}.

Versez avec précaution cette liqueur dans un litre de liqueur normale d'azotite de soude (69 gr. par litre), en agitant sans cesse.

Du reste cette liqueur n'est pas la seule possible : du grand nombre d'essais auxquels nous nous sommes livré, nous croyons pouvoir tirer les conclusions suivantes :

Le réactif est d'autant plus stable qu'il est plus dilué et moins acide.

Il ne réagit bien sur l'urée qu'en présence d'une quantité convenable d'oxyde de mercure : quand la proportion de ce corps est insuffisante, le réactif peut dégager spontanément des vapeurs nitreuses sans que l'urée soit attaquée d'une façon suffisamment énergique.

Malgré les améliorations apportées dans la décomposition du réactif, nous n'avons encore obtenu que des résultats insuffisants : nous avons essayé de déféquer l'urine au préalable, soit avec le chlorure de baryum, soit avec l'acétate de plomb ; les résultats sont restés les mêmes.

Mais puisque l'ammoniaque nous gênait, n'y avait-il pas moyen de s'en débarrasser ? Nous avons essayé de faire réagir 20^{cc} de réactif sur 10^{cc} d'urine, a ajouter 25^{cc} de liqueur normale alcaline, à faire bouillir quelques instants pour chasser toute l'ammoniaque et de déterminer l'alcalinité de la liqueur au moyen d'une liqueur normale acide : les quelques expériences faites dans cette direction nous ont donné des résultats assez satisfaisants ; mais en faisant les calculs, nous avons vu qu'une division de liqueur correspondait à $0^{gr},60$ d'urée par litre : le procédé manque donc théoriquement de précision, car on ne peut songer à employer des liqueurs titrées plus diluées ; la fin de la réaction manquerait de netteté.

2. DOSAGE DES AZOTITES.

Rappelons en quelques mots les principaux caractères azoteux que nous pouvions utiliser.

Les sels ferreux sont oxydés.

L'acide sulfureux est oxydé.

Les sels mercureux sont réduits et donnent un dépôt noir de mercure métallique.

L'acide pyrogallique colore en brun les dissolutions, même assez étendues des azotites, acidulées par l'acide sulfurique.

Si à un azotite alcalin on ajoute une dissolution de cyanure de potassium, puis un peu d'une solution neutre de chlorure de cobalt et d'acide acétique, la liqueur se colore en rose orangé par suite de la formation du nitro-cyano-cobaltate de potasse.

L'iodure de potassium voit son iode mis en liberté par addition d'acide azoteux : la réaction est extrêmement sensible.

L'indigo blanc est ramené au bleu par les azotites.

Le sulfate de métaphénylène diamine est coloré en brun par l'acide azoteux (Réaction de Griess). On fait une solution à 1/200 de cette base dans les acides sulfurique ou chlorhydrique très dilués. Warrington opère de la manière suivante : à 10^{cc} du liquide à essayer on ajoute successivement une goutte d'acide chlorhydrique à 1/4, une goutte d'une solution à peu près saturée d'acide sulfanilique et une goutte d'une solution saturée de chlorure de naphthylamine : la coloration produite varie du rose faible au rouge rubis.

L'acide chromique est réduit par l'acide azoteux. Cette réaction a été utilisée quantitativement par Mohr.

Disons tout de suite qu'en faisant ce travail nous avons mené de front l'étude de plusieurs procédés ; si nous eussions procédé méthodiquement, comme nous le faisons ici pour l'exposé de nos recherches, nous eussions évité un certain nombre de manœuvres reconnues inutiles par le fait des expériences précédentes. C'est ainsi que nous n'eussions pas cherché à opérer en l'absence du mercure.

Notre première idée avait été de mélanger 10^{cc} d'une solution d'urée à 20/1000 avec 10^{cc} d'une solution normale d'azotite de soude ; nous ajoutions 100^{cc} d'eau et nous portions à la température de 50° ; nous faisions alors arriver goutte à goutte une solution normale au tiers d'acide sulfurique et ce, jusqu'à ce que le liquide réagît sur le réactif amylo-ioduré : malgré tous les soins apportés à l'opération, nous avons toujours employé un grand excès de liqueur sulfurique : cet excès est dû à la perte d'acide azoteux ; l'odeur en est manifeste et cependant la liqueur ne réagit pas sur le réactif amylo-ioduré d'une façon convenable : nous avons essayé, mais en vain, de rendre l'acide azoteux plus stable par l'addition de glycérine, en diminuant la température, etc.; dans aucun cas, nous n'avons réussi ; nous avons employé de 25 à 30^{cc} de liqueur sulfurique, tandis que théoriquement nous eussions dû en employer 20^{cc} ; en outre, la dilution des liqueurs influe beaucoup sur la quantité d'acide sulfurique nécessaire pour que la réaction se produise.

Laissons de côté les divers autres essais que nous avons tentés et qui ont été inutiles, de ce fait même que le réactif employé pour réagir sur l'urée n'était pas à base de mercure, et voyons ce qu'il nous restait à étudier.

Les sels ferreux sont oxydés par les azotites ; mais

dans ces réactions il se dégage facilement des vapeurs nitreuses qui sont retenues par les sels ferreux, et dès lors
les réactions caractéristiques des sels ferreux et des sels
ferriques manquent absolument de netteté.

La réaction de l'acide azoteux sur l'acide pyrogallique
et sur la diphénylamine s'est trouvée être fonction de
tant d'éléments : temps, contact de l'air, proportion des
corps réagissants, etc., que nous n'avons pu l'utiliser.

L'indigo blanc nous a tout aussi mal réussi.

Il nous restait à étudier le procédé de MOHR, c'est-à-
dire faire réagir un excès de réactif BOYMOND sur l'urée,
et au moyen de la burette graduée, ajouter de la liqueur
de bi-chromate jusqu'à ce qu'il ne restât plus d'azotite, ce
que l'on devait reconnaître à la touche au moyen de l'iodure de potassium et de l'amidon.

Bien des obstacles nous ont empêché de réussir : le
bichromate précipite les sels de mercure ; il met l'iode de
l'iodure de potassium en liberté : l'iodure de potassium en
présence des sels mercuriques donne du bi-iodure de mercure, etc.

Divers autres procédés que nous avons expérimen-
tés ne nous ont pas conduit à de meilleurs résultats
(liqueurs titrées de sulfite, d'hyposulfite, dosage de l'iode
mis en liberté en ajoutant du bichromate de potasse, puis
un excès d'iodure de potassium, etc.).

3. DOSAGE DE L'ACIDE CARBONIQUE.

Procédé MILLON (par les poids).

Procédé BERTHELOT et BERGERON (par les liqueurs
titrées).

4. PESÉE DE L'ACIDE CARBONIQUE ET DE L'ACIDE DÉGAGÉS.

Procédé BOYMOND.

Ces procédés ont été étudiés avec soin et décrits dans
notre première partie : nous n'avons rien à ajouter.

5. MESURE DES VOLUMES GAZEUX.

Procédé Gréhant;
Procédé Bouchard,
Procédé proposé.

Nous avons déjà dit plus haut ce que nous pensions des deux premiers procédés :

PROCÉDÉ PROPOSÉ.

Matériel :

1. Pipette de 1^{cc}.
2. Pipette de 5^{cc}.
3. Appareil à dosage d'urée.

La plupart des appareils à dosage d'urée par l'hypobro·mite de soude peuvent être employés à cet usage, pourvu que le vase à réaction puisse être chauffé au B.-M. Nous n'avons pas su résister au plaisir de créer un nouvel appareil qui, naturellement, nous semble présenter un certain nombre d'avantages sur ceux déjà construits. Nous avons cherché à éviter les joints, les bouchons, les robinets, et à faciliter la lecture des volumes gazeux.

L'appareil se compose d'un tube à réaction qui a un peu la forme d'un Y renversé dont une branche serait plus grande que l'autre ; on le ferme par un bouchon muni d'un tube à dégagement dont l'extrémité inférieure est taillée en biseau et l'autre en pointe effilée : ce tube est réuni à l'appareil mesureur au moyen d'un tube en caoutchouc à parois très épaisses et à faible lumière (tube à vide), préalablement trempé dans un mélange de cire et de paraffine fondues, suivant le conseil de Byasson.

L'appareil mesureur se compose de deux tubes de 45 centimètres de hauteur et de 12 millimètres de diamètre intérieur environ, réunis par la partie inférieure et maintenus l'un à côté de l'autre ; celui qui communique avec le tube à réaction est gradué par dixièmes de C. C. et effilé

3

à sa partie supérieure. A la partie inférieure, ces deux tubes communiquent avec un tube de caoutchouc et un entonnoir qui peut se déplacer rapidement le long de la tige d'un support : ce même entonnoir peut être déplacé très lentement et avec grande précision dans le sens vertical en faisant manœuvrer une vis : il est ainsi très facile d'obtenir très exactement le même niveau dans les deux branches des tubes mesureurs. Tout l'appareil mesureur est plongé dans une cuve à eau dans laquelle on peut établir un courant d'eau au moyen d'un tube d'arrivée d'eau et d'un second tube déverseur.

On peut introduire dans l'appareil mesureur des liquides différents suivant les expériences à faire. Nous n'aimons pas à opérer sur le mercure, parce que la moindre différence de niveau dans les deux branches du tube correspondant à une différence de volume considérable, les lectures deviennent très délicates : de plus la surface du mercure et celle du tube se salissent beaucoup.

Nous avions tout d'abord employé une solution de bicarbonate de soude saturée ; mais nous n'avons pas tardé à nous apercevoir que cette solution absorbait une certaine quantité d'acide carbonique ; depuis, les expériences de Bretet ont montré avec quelle facilité se dissociait la solution de ce sel qui, par suite, devenait apte à absorber l'acide carbonique. Nous avons alors essayé un grand nombre de solutions salines et de liquides divers : solutions de sulfates, chlorures, de plusieurs sels, glycérine, huiles minérales, etc.; nous n'avons rien trouvé qui n'absorbât l'acide carbonique d'une manière notable ; enfin nous avons adopté une solution saturée de bicarbonate de potasse recouverte d'une couche de 5 centimètres d'épaisseur d'huile de vaseline. La solution de bicarbonate de potasse a beaucoup moins de tendance à se dissocier que celle de bicarbonate de soude ; elle dissout très peu d'acide carbonique ; nous évitons la dissociation en la recouvrant d'une couche d'huile de vaseline, qui ne dissout également que des quantités faibles de gaz carbonique; nous n'avons pas employé l'huile de vaseline seule, parce qu'elle est très visqueuse et que les mouvements des liquides sont trop lents dans l'appareil mesureur.

Réactifs :

Réactif azoteux-mercurique dont nous avons donné la composition, page 29.

Mode opératoire :

Dans la courte branche du tube à réaction, introduisez 5cc de réactif ; dans la grande branche, 1cc du liquide dans lequel vous voulez doser l'urée : bouchez avec le bouchon en caoutchouc muni de son tube de dégagement. Etablissez le niveau dans les deux branches du tube mesureur : reliez les deux tubes, mesureur et à réaction, l'un à l'autre au moyen du tube en caoutchouc : rétablissez le niveau dans les deux branches de l'appareil mesureur et faites une première lecture ; faites écouler le contenu de la petite branche du tube à réaction dans la grande branche ; abaissez le niveau du liquide de la branche non graduée du tube mesureur d'une vingtaine de C. C. ; plongez le tube à réaction dans environ 200 grammes d'eau bouillante (mais qu'on ne chauffe plus) pendant 3 ou 4 minutes ; agitez pour favoriser le dégagement du gaz, laissez encore pendant deux minutes dans l'eau chaude, puis plongez le tube à réaction dans la cuve à eau de l'appareil mesureur pendant un quart d'heure ; au bout de ce temps établissez exactement l'équilibre de niveau dans les deux branches de l'appareil et faites une seconde lecture : la différence entre la deuxième et la première lecture donne le volume de gaz obtenu ; en même temps, notez avec soin la température de la cuve à eau et la pression barométrique. Pendant que le gaz se dégage, ou qu'il se contracte, il faut avoir la précaution que les différences de niveau dans les deux branches de l'appareil mesureur ne soient pas trop considérables.

Le volume de gaz déterminé, il faut lui faire subir les

corrections relatives à la température, à la pression barométrique et à la tension de la vapeur d'eau au moyen de la formule

$$V^\circ = V'\left(\frac{H - f}{760\,(1 + \alpha t)}\right)$$

Il est plus simple de se servir des tables suivantes, qui donnent pour les températures et pressions barométriques habituelles à Clermont les coefficients par lesquels il faut multiplier les volumes lus pour les ramener à 0°, à 760 et à l'état de sécheresse. Dans ces conditions, 1ᶜᶜ de gaz représente théoriquement 1,35135 d'urée par litre.

Mais, dans les conditions où nous opérons, pouvons-nous prendre le chiffre théorique ? Evidemment non ; le liquide qui reste dans le tube à réaction dissout une petite quantité d'acide carbonique et une proportion d'autant plus forte qu'il est moins acide, c'est-à-dire qu'il a réagi sur une quantité d'urée plus considérable. Nos expériences nous ont conduit à majorer, de ce chef, de 5 °/₀ le résultat obtenu : au lieu d'employer le chiffre 1,35135, nous employons le chiffre 1,41891 et plus simplement encore le chiffre 1,420.

Dans les nombreuses expériences que nous avons faites pour contrôler notre procédé, au moyen des liqueurs titrées préparées soit par nous-mêmes, soit par des mains étrangères, nous avons constaté que nos résultats étaient exacts à moins de 5 °/₀ près : nous croyons que c'est là une approximation largement suffisante pour la clinique : les autres procédés employés couramment ne donnent pas cette approximation ; en outre, et surtout, ils réagissent sur une foule de corps autres que l'urée.

Est-ce à dire pour cela que nous envisagions notre procédé comme parfait et qu'il n'y ait plus lieu de faire de nouvelles recherches dans cette direction ? nous ne le pensons pas, nous croyons au contraire que l'on doit arriver à trouver un procédé plus précis et plus simple, et nous pensons même que c'est en s'engageant dans la voie si brillamment ouverte par M. Miquel, que l'on trouvera la solution désirée.

CONCLUSIONS.

Des quelques pages que nous venons d'écrire, nous nous croyons autorisé à tirer les conclusions suivantes :

1° Actuellement, aucun procédé clinique de dosage de l'urée n'est précis ;

2° De tous les réactifs connus, un seul réagit sur l'urée sans toucher aux autres substances contenues dans l'urine : c'est le réactif de Millon ;

3° Nous avons proposé une théorie pour expliquer la nécessité de la présence du mercure dans ce réactif ;

4° Nous avons donné la formule d'un réactif analogue à celui de Millon, mais de composition plus constante et plus stable ;

5° Nous avons proposé un procédé de dosage, exact à 5 % près, exigeant, pour être terminé, 25 minutes seulement, pendant lesquelles on peut faire autre chose.

Nous estimons que tout est loin d'avoir été dit sur le dosage de l'urée, mais nous serions heureux si nous avions pu rappeler l'attention sur un sujet de si grande importance, et si nous avions pu faire mettre en suspicion le procédé à l'hypobromite de soude, si généralement adopté, malgré les critiques justifiées d'un très grand nombre d'auteurs, pour ne pas dire de tous les auteurs.

Table des coefficients de correction des volumes gazeux.

Température en degrés centésimaux.

Hauteurs barométriques.		10	11	12	13	14	15	16	17	18	19	20	21	22	23	24	25	26
	704	882	878	874	870	866	862	858	854	850	846	842	838	833	829	825	820	816
	706	885	880	877	873	869	865	861	857	853	849	845	840	836	831	827	823	818
	708	887	883	879	875	871	867	863	859	855	851	847	843	838	834	830	825	821
	710	890	886	882	878	874	870	866	862	858	854	850	845	841	836	832	827	823
	712	892	888	884	880	876	872	868	864	860	856	852	848	843	839	834	830	826
	714	895	891	887	883	879	875	871	867	863	859	855	850	846	841	837	832	828
	716	897	893	889	885	881	877	873	869	865	861	857	853	848	844	839	835	830
	718	900	896	892	888	884	880	876	872	868	864	859	855	851	846	842	837	833
	720	902	898	894	890	886	882	878	874	870	866	862	857	853	848	844	840	835
	722	905	901	897	893	889	885	881	877	873	869	864	860	855	851	846	842	837
	724	907	903	899	895	891	887	883	879	875	871	867	862	858	853	849	844	840
	726	910	906	902	898	894	890	886	882	877	873	869	865	860	856	851	847	842
	728	912	908	904	900	896	892	888	884	880	876	872	867	863	858	854	849	845
	730	915	911	907	903	899	895	891	887	882	878	874	870	865	861	856	852	847
	732	917	913	909	905	901	897	893	889	885	881	877	872	868	863	858	854	850
	734	920	916	912	908	904	900	896	892	887	883	879	875	870	865	861	856	852
	736	923	919	914	910	906	902	898	894	890	886	882	877	873	868	863	859	854
	738	925	921	917	913	909	905	900	896	892	888	884	879	875	870	866	861	857
	740	928	924	919	915	911	907	903	899	895	891	886	882	877	873	868	864	859
	742	930	926	922	918	914	910	906	901	897	893	889	884	880	875	871	866	861
	744	933	929	924	920	916	912	908	904	900	896	891	887	882	878	873	868	864

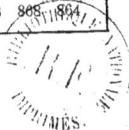

www.ingramcontent.com/pod-product-compliance
Lightning Source LLC
Chambersburg PA
CBHW071421200326
41520CB00014B/3524